« LES FAUX DENTISTES »

Conséquence de la Loi du 19 Ventôse An XI

PAR

RICHARD-FANTON

Chirurgien-Dentiste, diplômé de l'École Dentaire de Paris,

Dentiste des Hospices d'Orléans

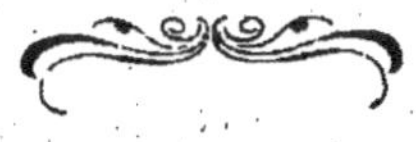

PARIS

J.-B. BAILLIÈRE ET FILS

19, Rue Hautefeuille, près du Boulevard Saint-Germain,

—

1887-1888

A PROPOS

DE LA

LOI DU 19 VENTOSE AN XI

> Qui méprise Cotin n'estime pas son roi,
> Et n'a selon Cotin ni Dieu, ni foi, ni loi.

Depuis 1792 l'art dentaire jouit en France de la plus grande liberté.

Les examens, que la loi de 1768 obligeait les Dentistes à passer devant le Collège de chirurgie de Paris pour pouvoir exercer sous le titre d'experts Dentistes, avaient été supprimés par la Révolution en même temps que ceux exigés pour les autres professions libérales.

La loi du 19 ventôse an XI, sur la réglementation de la médecine et de la chirurgie en France, qui vint rémédier aux inconvénients du décret prématuré de 1792, passa sous silence notre profession.

De nombreux confrères tentèrent à différentes reprises de rendre la loi du 19 ventôse applicable à la profession de Dentiste, mais ce fut en vain ; car, dans les différents procès qui furent intentés (en 1827, à la veuve Delpeuch, de Limoges, et en 1845 à quatre Dentistes non diplômés de Paris), la Cour de cassation se prononça toujours pour le libre exercice de l'art dentaire en France (1).

Le Dentiste a donc le droit, à tort ou à raison, d'exercer sans diplôme, et, de plus, peut prendre telle ou telle qualification qui lui convient, pourvu qu'elle ne soit pas inscrite dans la loi.

Mais, dans le siècle ou nous vivons, l'ignorance ne saurait être tolérée chez ceux qui exercent à quelque degré que ce soit l'art de guérir. Et, néanmoins, ne voyons-nous pas journellement des individus s'improviser dentistes, comme si les nombreuses et délicates opérations qu'ils auront à pratiquer n'exigeaient aucun apprentissage, aucune étude préalable ?

C'est un mal non moins grand pour les membres d'une corporation que d'accepter en masse le reproche de charlatanisme que méritent seulement certaines individualités bruyantes.

Ne voit-on pas un grand nombre de Dentistes parcourant la province, prendre les titres les plus ronflants et souvent les plus bizarres ? Tantôt ils s'intitulent Dentistes ordinaires d'un souverain, tantôt ils se disent gradués de quelques Facultés étrangères, le Collège de Baltimore, par exemple ; souvent aussi, connaissant l'intérêt que le public naïf attache

(1) Débats entre MM. Lecaudey et Andrieu.

à ce qui vient de loin, ils seront Dentistes américains diplômés de quelque savante Université des Etats-Unis.

Si les titres dont se parent ces remuants opérateurs ne sont pas toujours empruntés au domaine de la pure fantaisie, la valeur de ces titres est souvent assez problématique.

A ce propos, que le lecteur me permette de l'entretenir un instant d'une bien amusante Université dentaire américaine, celle de Philadelphie (1). Il pourra ainsi se convaincre de la difficulté des examens de cette docte Faculté, de la science profonde exigée des candidats et des garanties présentées par le diplôme !

Le prospectus de l'intéressante institution que nous venons de nommer, reproduit en entier un peu plus loin se termine par cette note : « Il est très important de savoir que les personnes en Europe qui désirent être promues, sans le moindre déplacement, par cette Université, doivent adresser leurs demandes à M. P.-F.-A. Van der Vyver, docteur en droit à Jersey (Angleterre).

Nous avons fait écrire à l'adresse indiquée par un de nos amis, avocat à Paris ; voici la réponse qu'il reçut :

Dᵣ P.-F.-A. Van der Vyver, Jersey England.

MONSIEUR,

En réponse à la lettre que vous avez bien voulu m'écrire, j'ai l'honneur de vous prévenir que j'ai en mon pouvoir les moyens de vous faciliter l'obtention du diplôme que vous pouvez désirer de l'Université américaine de Philadelphie, dont je vous adresse les statuts.

J'entreprends toutes les formalités à mes frais, risques et périls ; ainsi vous obtiendrez votre diplôme sans être dans la nécessité de vous déplacer.

La totalité des frais s'élève à six cents francs, sans aucun autre déboursé à faire.

Je suis à votre disposition pour tout ce qui pourra vous être utile et agréable, et vous prie d'agréer mes salutations empressées.

Signé : P.-A.-F. VAN DER VYVER.

Quelquefois aussi on trouve à la quatrième page d'un journal une annonce ainsi conçue :

« Le diplôme de docteur dentiste on le procure sous garantie de léga-
« lité aux artistes instruits en dents fausses. Adresse : H. Pauzer, nº 1.
« Leathersellers Buildings London Wall. London E. C. Ecrire en anglais,
« français, allemand. »

Si, par curiosité, vous écrivez à l'adresse indiquée, voici la réponse que vous recevez :

Londres, le...

MONSIEUR,

Je vous peux faire obtenir le diplôme de docteur en Chirurgie dentaire de l'Université américaine. Les frais s'élèvent à 450 francs.

En attente de vous lire, j'ai l'honneur d'être, Monsieur,

Votre dévoué,

H. C. PAUZER.

Ne pas confondre avec la véritable Ecole dentaire de Philadelphie.

Croyez-vous, après cela, qu'il faille tirer l'échelle ? Hélas ! trois fois hélas ! nous ne sommes qu'au quart de notre course, et nous n'avons encore parlé ni des Dents à 5 fr., ni des dentiers sans plaques, et des décorations

Parmi ces dernières, les ordres les plus connus et les plus faciles à obtenir sont ceux du Medjidié et du Nicham. Une demande pure et simple à un haut fonctionnaire, le commandeur Sartini, par exemple (1), vous fait obtenir un de ces deux ordres, et beaucoup d'autres si l'on veut. Le second, qui est décerné par le bey de Tunis, me rappelle une petite historiette que je tiens de la personne même à qui elle est arrivée ; elle pourra servir d'avis aux amateurs.

« M. X..., fonctionnaire à Tunis, était installé depuis peu dans cette ville, lorsque le bey lui fit offrir la décoration d'officier du Nicha.m Quelques temps auparavant, M. X... avait appris que le cuisinier du bey était commandeur de cet ordre. Il répondit aux offres qui lui étaient faites qu'il voulait bien recevoir du bey une distinction, mais cependant il désirait qu'elle fût un peu plus élevée que celle de son cuisinier : il voulait être au moins grand-croix, l'affaire en resta là, et M. X... n'est rien dans l'ordre de Nicham. »

Comme pour les diplômes de Docteur américain. On voit aussi des annonces semblables à celle-ci, par exemple :

« DÉCORATIOOS. — Les personnes désireuses d'obtenir une décoration peuvent s'adresser à Bruxelles, X. Z. Poste restante. Envoyer timbre 25 centimes. »

Vous écrivez et recevez la réponse suivante :

« Adressez vous à Paris, rue X, n°... » Deuxième lettre « Rue X, n° ..., à Paris. » Et alors vous recevez une lettre conçue dans les termes suivants :

Le .....

MONSIEUR,

Votre lettre adressée à Paris m'est parvenue à ma propriété des bords de la mer. Je puis vous avoir l'officier du Nicham Iftikar pour 2,500 fr., le chevalier pour 2,000 francs.

Veuillez agréer mes salutations très distinguées.

R. de B.

En marchandant, on pourrait certainement s'offrir cette décoration pour une somme bien moins considérable, mais nous n'avons pas persisté, nous étions suffisamment édifié.

Du reste, le *Petit Journal* a publié une liste tarif a propos de l'affaire Limouzin-Caffarel. Nous ne pouvons mieux faire que de la donner :

Légion d'honneur : 50,000 ou 100,000 francs.

(1) Le Tribunal correctionnel de Marseille, dans une audience de ces jours derniers, octobre 1885, a condamné le prétendu commandeur Sartini à huit mois de prison, pour port illégal de décorations et pour escroqueries au préjudice des dupes auxquelles il avait vendu des ordres et des rubans fantastiques.

Le chiffre dépend de la situation de fortune du quémandeur et de la position occupée par le *mangeur*.

Mérite agricole : 10,000 ou 20,000 francs.

Même réflexion que pour la Légion d'honneur.

Cambodge

Chevalier . . . . 1,500 fr.
Officier 2,800
Commandeur 5,000

Charles III d'Espagne

Chevalier . . . . 4,000 fr.
Commandeur 7,000

Isabelle la Catholique

Chevalier . . . . 4,000 fr.
Commandeur 7,000

Christ du Portugal

Chevalier . . . . 5,500 fr.
Commandeur 8,000

Couronne d'Italie

Chevalier . . . . 5,000 fr.
Officier 7,000

Saint-Maurice d'Italie

Chevalier . . . . . - . . 7,000 fr.

Lion et Soleil de Perse

Chevalier . . . . 3,500 fr.
Officier 5,000
Commandeur 7,000

Mérite civil de Saint-Marin

1re classe . . . . 2,500 fr.

Nicham de Tunis

Chevalier . . . . 3,000 fr.
Officier 4,000
Commandeur 5,000

Venezuela

Commandeur . . . . . 2,500 fr.

Noblesse d'Italie

1,500 francs

Dahlia d'Araucanie

Chevalier . . . . 20 fr.
Officier . . . . , . 50
Commandeur 80

Ajoutons, pour finir ce chapitre, que les individus qui se livrent au tripotage des décorations se désignent entre eux par ce nom typique : « les Ferblantiers. »

Après ces ordres et celui du Medjidié, nous avons aussi celui de l'Eperon-d'Or de Saint-Sylvestre, celui de l'Aréopage des décorés, etc., etc. Il est bien rare de trouver sous ces titres d'honnêtes praticiens ; comment le public pourra-t-il distinguer les bons de cette foule d'arracheurs de dents, d'anciens domestiques de médecins ou de dentistes, des infirmiers, des barbiers, qui, après avoir acheté le diplôme de docteur en chirurgie, reparaissent, quelque temps après, une décoration à la boutonnière, décoration étrangère, hâtons-nous de le dire.

N'est-ce pas là le cas de dire avec le chevalier de Cailly :

> Alfana vient d'*Equus* sans doute
> Mais il faut bien avouer aussi
> Qu'en venant de là jusqu'ici
> Il a bien changé sur la route.

Nous n'avons pas l'intention de contester la haute valeur de ces titres ; toutefois, il nous est bien permis de nous en occuper ; de demander, par exemple, ce que c'est que l'Aréopage des décorés. Est-ce une société, une réunion de personnes décorées, comme semble l'indiquer ce mot aréopage en termes propres, réunion de gens vertueux ; assemblée de magistrats ?

— 5 —

Est-ce une des nombreuses sociétés qui s'épanouissent près des rives enchantées du Mancanarès. *That is the question?*

Quant à l'Eperon-d'Or de Saint-Sylvestre, on peut en tirer une déduction fort vraisemblable, c'est-à-dire que saint Sylvestre était sans doute un homme de cheval, puisqu'il portait des éperons d'or. L'équitation n'a rien d'incompatible avec les devoirs sacrés, surtout à l'époque où il vivait.

Mais, laissons là les décorations ; parlons un peu des dentiers livrables en six heures et à garantie, puis des dents à 5 fr. et des dentiers manqués par d'autres dentistes.

Voici comment s'explique un médecin-dentiste distingué, M. Daudy, de Limoges, dans un petit opuscule ayant pour titre : *Les Dentistes improvisés* (1).

En 1830, on voit tout à coup les murs de Paris recouverts de placards fonds noirs portant en lettres monstres : *Dents à 5 fr.*

Le dentiste qui fit cette *réclame-amorce* n'en posa jamais, dit-on, à moins de 25, 30, 50 fr. et même plus.

Que sont donc les dents à 5 fr. d'aujourd'hui tant prônées dans les journaux de toute espèce, tant affichées en lettre d'or sur les cheminées, sur les murs des démolitions, dans les omnibus, dans les hôtels à Paris, en province, partout enfin ? Ce sont les mêmes que celles de 1830 ; leur unique mérite est d'attirer des clients à ceux qui font les frais de ces annonces gigantesques. Il en est de même des *nouveaux systèmes de dentiers sans plaque* laissant le palais libre, etc.. etc. Toujours la *réclame-amorce*, toujours la recherche d'une clientèle qui fait défaut aux auteurs de ces avis au public. Quelques naïfs se trouvent attirés dans ces officines borgnes, où on ne trouve jamais ni dents à 5 fr., ni appareils sans plaques. Tous ceux qui se présentent n'ont pas la bouche disposée à l'application de ces dents et surtout de ces appareils.

Tout récemment on vient de trouver un nouveou mode de réclame qui ne manque pas d'originalité. Nous voulons parler de la greffe prothésique. Nous ne commenterons, pas du reste nous allons citer ce que nous ayons vu comme réclames :

1° Sous ce titre *Nouvel art dentaire:*

La greffe prothésique dentaire inventée par le professeur X..., à Paris, et dont l'efficacité a été reconnue par de nombreux savants du monde entier supprime les extractions et évite aussi les accidents graves et mortels causés par le sommeil artificiel. Elle conserve les racines et les dents les plus détériorées et permet de remplacer les dents perdues par une belle dentition sans aucun appareil.

Le lendemain, on lisait aux réclames, dans la même feuille :

Les dents perdues ne se greffent pas, mais grâce aux progrès accomplis dans l'art dentaire on guérit et on reconstruit les dents cariées, etc., etc.

(1) Paris, Dentu, 1860.

Ou encore, l'*Art dentaire et le public* :

Tout ce qui concerne la bouche intéresse un trop grand nombre de personnes pour qu'on s'abstienne de parler des progrès accomplis dans l'art dentaire.

Aujourd'hui, grâce aux recherches de nos praticiens on arrive à guérir et à reconstruire les dents carriées, quant aux dents absentes elles sont remplacées avec une précision mathématique par des dents artificielles dont la forme et la nuance s'harmonisent avec les dents naturelles, etc., etc.

Et pour terminer :

En visitant le cabinet de M. X... on acquerra vite la conviction que les soi-disant greffes n'existent au point de vue pratique que dans l'imagination de ceux qui les exploitent.

Bornons-nous à ce simple exposé. Il sera aisé au lecteur de juger la question.

Enfin tous les trucs sont bons pour ces dentistes improvisés ; on nous racontait qu'un d'entre eux s'était glissé dans une loge maçonnique (*ce qui prouvait peu en faveur de cette loge bien que nous devions en excepter plusieurs de nos amis obligés de le subir*) et s'intitulait sur ses prospectus dentiste des principales maisons religieuses de la localité, ce qui était faux du reste.

Si toutes les personnes trompées s'adressaient aux tribunaux pour obtenir la réparation du préjudice qu'on leur cause, les abus seraient moins nombreux.

Le Tribunal civil de la Seine, dans une audience du mois d'août dernier, a condamné un de ces fabricants de dents à 5 fr. à rendre l'argent à un client qu'il avait dupé.

« Mon client, disait l'avocat du poursuivant, n'a qu'un but : c'est châtier le charlatanisme impudent qui fait tant de victimes.

« Le monde manque souvent d'un courage que tous les honnêtes gens devraient avoir ; on es dupe, mais on se tait : les uns par indifférence, parce qu'il leur est désagréable de se déranger et d'avoir un procès ; les autres par un sentiment d'amour-propre : ils veulent cacher leurs petites imperfections. »

Ce qu'a fait ce client trompé, chacun en pareil cas devrait avoir le courage de le faire ; mais le moyen le plus simple de ne pas s'exposer à cette nécessité serait de ne s'adresser qu'au vrai dentiste ayant pris ses grades dans une faculté de médecine française, ou dans une école comme celle qui existe maintenant à Paris, subventionnée par cette ville et bientôt reconnue par le Gouvernement.

« Il est certain, a dit M. le professeur Trelat, que les clients, du moment où ils sauront qu'on fait de bons dentistes, et que ceux-ci doivent posséder un diplôme de la Faculté ou de l'Ecole dentaire, n'iront plus que rarement se fourvoyer dans ces officines où ils sont exposés à laisser avec leur argent un morceau de leur mâchoire, ou une dent saine, sans parler des

méfaits du protoxyde et de l'acide arsénieux manié par des igno-
rants (1). »

De tout ce qui précède, il ressort que la profession de dentiste est un
peu moins considérée qu'il y a siècle, puisqu'on a vu au commencement
de cet opuscule qu'avant 1768 l'Etat demandait encore une garantie. Maintenant, à la fin du XIX° siècle, le siècle du progrès, le siècle de lumière,
le siècle enfin qui a vu grandir d'une façon prodigieuse l'art dentaire lui-
même à l'égal de la médecine et surtout de la chirurgie, le croirait-on ? ce
siècle merveilleux n'a rien fait pour ceux qui ont élevé cet art au niveau
de la science moderne,

Le premier devoir d'un gouvernement est de protéger tous les citoyens.
Or, il s'agit de donner au pays, sous le rapport de l'Odontologie, des garanties qui n'existent pas ; nous le répétons : c'est le devoir de nos gouver-
nants de s'occuper de l'hygiène et de la santé publique, qu'on en exagère
ou qu'on en diminue l'importance, tant au point de vue des dents, qu'au
point de vue de la bouche.

Nous pourrions concevoir encore que l'on y regarde à deux fois, s'il
s'agissait d'augmenter le budget d'une façon considérable ; mais de quoi
s'agit-il donc ? D'un vote et de quelques signatures. La France ne doit-elle
pas parmi toutes les nations briller au premier rang, tout aussi bien sous
le rapport de l'Odontologie que sous les autres ? En Allemagne, comme
en Angleterre, il faut un diplôme de l'Etat pour exercer notre art.

Les dentistes français réclament, depuis plus d'un siècle, ce qu'un gouvernement censé et prudent devait exiger d'eux.

Un homme d'Etat, M. Paul Bert (2), a dit un jour à une assemblée de
dentistes qui a pris cette devise : *Union, Progrès :* « Montrez qu'il est bon
de ne pas tout attendre du Gouvernement. »

Espérons pour le bien public et pour notre cause que l'illustre savant se
sera trompé cette fois, et qu'avant l'ére du XX° siècle, notre profession,
tant descréditée à présent, sera ce qu'elle doit être, et nous n'aurons plus
rien à envier, ni aux Anglais, ni aux Allemands.

Juvénal a dit (3) que l'indignation suffisait à inspirer la verve et l'éloquence ; nous ne prétendons pas, dans cet opuscule, avoir usé de verve et
d'éloquence. Quant à l'indignation, nous la revendiquons. *Intelligenti
pauca.*

(1) Discours prononcé à l'ouverture des cours, année 1883.

(2) Discours de la cinquième inauguration de l'Ecole dentaire.

(3) *Facit indignatio versum.*

Orléans. — Imp. P. MASSON, (Marchés-Neufs).

PUBLICATIONS DE L'AUTEUR

—

a la librairie J.-B. BAILLIÈRE & Fils

Thèse, considérations sur les anomalies des dents humaines.

Appareils Dentaires en alluminium.

Notice sur la tuberculose dentaire.

Avec M. le Dr David.

Biographie de M. A. Fanton, sa vie, son temps, son

œuvre.

BIBLIOTHÈQUE SCIENTIFIQUE CONTEMPORAINE

à 3 fr. 50 le volume

Nouvelle collection de volumes in-16, comprenant 300 à 400 pages, imprimées en caractères elzéviriens et illustrés de figures intercalés dans le texte.

Le somnambulisme provoqué. Etude physiologiques et psychologiques, par H. BEAUNIS, professeur à la Faculté de Nancy. 1 vol. in-16 avec figures (*Deuxième édition*) . . . . 3 fr. 50

Magnétisme et hypnotisme. Exposé des phénomènes observés pendant le sommeil nerveux provoqué, avec un résumé historique du magnétisme animal, par le Dr A. CULLERRE. 1 vol. in-16 avec 28 figures (*Deuxième édition*) . . . . . 3 fr. 50

Névrose et nervosisme. Hygiène des énervés et des névropathes, par le Dr A. CULLERRE. 1 vol. in-16 . . . . 3 fr. 50

La suggestion mentale et l'action des médicaments à distance, par MM. les Drs BOURRU et BUROT, professeurs de l'École de médecine de Rochefort. 1 vol. in-16 . . . . 3 fr. 50

Hypnotisme, double conscience et altérations de la personnalité, par le Dr AZAM, professeur à la Faculté de médecine de Bordeaux. 1 vol. in-16, avec figures . . . . . 3 fr. 50

Le secret médical, Honoraires, mariage, assurances sur la vie, déclaration de naissance, expertise, témoignage, etc., par P. BROUARDEL, professeur à la Faculté de Paris. 1 vol. in-16 . . . . . . 3 fr. 50

La coloration des vins, par les couleurs de la houille. Méthode analytique et marche systématique pour reconnaître la nature de la coloration, par P. CAZENEUVE, professeur à la Faculté de Lyon. 1 volume in-16, avec une planche . . . . . . 3 fr. 50

Microbes et maladies, par J. SCHMITT, professeur agrégé à la Faculté de Nancy. 1 vol. in-16, avec 24 figures . . . . . 3 fr. 50

Les abeilles. Organes et fonctions, éducation et produits, miel et cire, par Maurice GIRARD, président de la Société entomologique de France. 1 vol. in-16, avec 30 figures et 1 planche coloriée (*Deuxième édition*) . . . . . 3 fr. 50

Les pygmées des Anciens, d'après la science moderne, les Negritos ou pygmées asiatiques, les Négrillos ou pygmées africains, par A. DE QUATREFAGES, professeur au Muséum, membre de l'Institut. 1 vol. in-16 avec figures . . . . . 3 fr. 50

Le lait. Etudes chimiques et microbiologique, par DUCLAUX, professeur à la Faculté des Sciences de Paris, et à l'Institut agronomique, 1 vol. in-16, avec figures . . . . . 3 fr. 50

Sous les mers. Histoire des Explorations sous-marines, par le marquis de FOLIN, membre de la Commission des Dragages. 1 vol. in-16 avec figures . . . . . 3 fr. 50

La galvanoplastie, par E. BOUANT, agrégé des sciences physiques. 1 vol. in-16 avec figures . . . . . 3 fr. 50